AF234070

MÉDECINE VÉTÉRINAIRE.

APERÇU GÉNÉRAL

SUR

L'INFLAMMATION,

PAR F. L. MOREL,

Vétérinaire, a Chaumont-Oise, ex-répétiteur de pathologie et d'opérations, a l'École royale d'Alfort.

La théorie doit être formée des connaissances que l'expérience nous procure.

Quesnay, *Essai physique sur l'économie animale.*

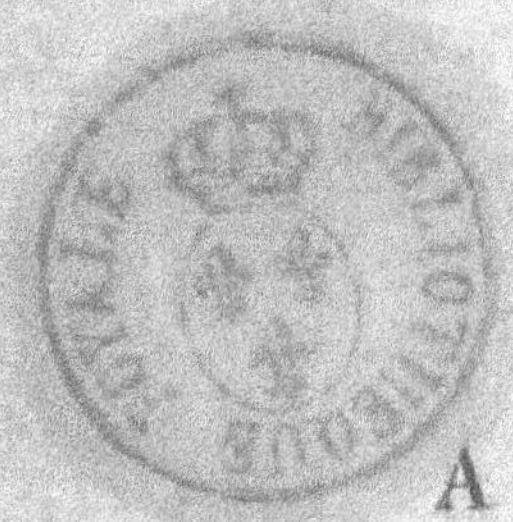

A PARIS,

Chez {DEMONVILLE, Imprimeur, rue Christine n° 2;
{COMPERE, Lib. rue de l'École de Médecine n° 17.

1823.

APERÇU GÉNÉRAL

SUR

L'INFLAMMATION.

L'INFLAMMATION, que l'on appelle aussi phlegmasie ou état inflammatoire, est caractérisée par la douleur, la rougeur, la chaleur et le gonflement.

Cependant la partie enflammée n'offre pas toujours ces quatre caractères réunis ; tantôt la rougeur manque, d'autres fois c'est la tuméfaction, la douleur, etc.; cela tient, sans doute, à la différence d'organisation des tissus affectés, à la nature des fonctions qu'ils remplissent, à leur mode de sensibilité, etc., qui font que chacun d'eux, réagissant à sa manière, et en vertu des conditions dans lesquelles il se trouve, contre la cause irritante, détermine des phénomènes variés dont les uns échappent à nos sens qui peuvent facilement saisir les autres ; mais l'inflammation n'en existe pas moins.

En effet, qu'est-ce que l'inflammation ?...

le trouble que toute irritation (1) produit dans le point de l'économie animale où elle se manifeste. Or, d'après cette définition, les symptômes, quels qu'ils soient, indiquent constamment une phlegmasie, quand ils accompagnent une irritation ou quand ils lui succèdent.

On entend par irritation une augmentation permanente de la sensibilité et du mouvement organiques; bien souvent elle est méconnue, d'autres fois on la connaît dès son principe.

Cet état suppose nécessairement une accélération des propriétés vitales de la partie qui en est le siége ; conséquemment cette dernière sent davantage, et la circulation des fluides qui la parcourent est plus active. De là, la douleur, l'engorgement, la rougeur et la chaleur qui surviennent quand l'irritation a duré quelque temps, ou mieux,

---

(1) Tout récemment, on a essayé de bannir le mot irritation, en prouvant que la signification qu'on lui donne habituellement est impropre. Mais, qu'est-ce que détruire un terme, sans lui en substituer un autre? C'est mettre les gens dans la nécessité de ne pouvoir plus s'exprimer; c'est vouloir qu'ils cessent de se comprendre.

lorsqu'elle s'est transformée en phlegmasie.
Mais chaque système, à raison de sa manière
d'être, présente ces résultats sous différens
aspects qui induisent en erreur parce qu'on
ne les a pas assez étudiés. Ainsi, celui-là est
dense, serré; ses vaisseaux charrient des fluides blancs; s'il devient enflammé, il s'engor-
gera peu, à cause de sa texture qui se prête
difficilement au gonflement inflammatoire,
et la rougeur sera légère ou nulle, parce que,
quoique malade, les liquides qui y affluent
sont toujours incolores, et que s'il y arrive
du sang, ce qui est rare, c'est sous un très-
petit volume. Un autre tissu, au contraire, est
mou, spongieux, reçoit beaucoup de vaisseaux sanguins, etc. Son inflammation sera
marquée par un engorgement plus ou moins
sensible, c'est-à-dire, rouge, chaud, etc.
Dans tous ces cas, la chaleur se développe
d'autant plus que le travail de la partie est
augmenté. Ici la partie est très-nerveuse,
et par conséquent très-sensible; là, elle
contient moins de nerfs et jouit d'une sus-
ceptibilité moindre; enfin, les unes et les
autres possèdent des propriétés particulières, inhérentes ou acquises, que nous ne
pouvons apprécier; mais qui agissent assez,

quoique l'organe irrité soit vasculaire, nerveux, etc., pour empêcher la rougeur ou la douleur de s'y développer, ou pour changer celle-ci en sensation agréable, etc., etc.

Ce sont toutes ces modifications, et les nombreuses sympathies d'organes qui sont mises en jeu lors de la maladie, qui font que les irritations et les inflammations sont si souvent prises pour de la débilité, des saburres, des aberrations, etc.

D'après ce qui précède, on conçoit aisément que l'irritation n'est autre chose que le premier degré de l'inflammation, et celle-ci, l'irritation prolongée ou accrue.

Toutes les causes, quelle que soit leur nature, produisent d'abord une irritation; elle est plus ou moins forte, ce qui établit la difficulté ou la facilité de la reconnaître; mais, dès qu'elle persiste ou qu'elle augmente, les fonctions de la partie sont troublées, le groupe de symptômes décrits plus haut paraît, et l'inflammation est formée.

Ces inductions ne détruisent pas l'existence de causes débilitantes, puisque des faits avérés prouvent qu'il y en a véritablement; mais la faiblesse que ces dernières procurent n'est qu'instantanée, et si leur action

se prolonge, l'irritation, puis l'inflammation, ne tardent pas à survenir. C'est ce que
justifient les autopsies des sujets morts
d'inanition ou de maladies dites asthéni-
ques; en conséquence, elles ne peuvent faire
exception.

L'irritation étant développée, si elle est méconnue, ou si, l'ayant soupçonnée, on
ne détruit pas ses causes déterminantes,
par un traitement approprié, etc., elle fait
des progrès et devient évidente : alors, c'est
une inflammation. Celle-ci remplace celle-là,
si la cause irritante a cessé d'agir : *exemple*,
la phlegmasie qui succède à l'action d'un caus-
tique. Elle l'accompagne au contraire, quand
un foyer permanent d'irritation existe; dans
ce cas, c'est en vain que l'on prétend calmer
les signes inflammatoires, ils se reproduisent
sans cesse : *exemple*, un corps étranger introduit dans les tissus, tant qu'on ne l'en a
pas extrait.

L'inflammation peut affecter toutes les
parties du corps, et, du point enflammé, ses
phénomènes tendent à irradier vers d'autres
organes, selon l'intensité et l'importance des
tissus malades, par le moyen des nerfs,
conducteurs du sentiment : de là, les compli-

cations, les transports de la maladie, etc.;
expressions vicieuses, pouvant être mieux
rendues par le mot sympathie.

Ces sympathies sont tellement variées,
dans leurs caractères, qu'elles en imposent
souvent pour des maladies essentielles que
chacun évalue à sa manière. L'un y voit une
faiblesse, un manque de ressort; un autre,
un vice, un virus, une corruption, une
âcreté, etc.; toutes puissances chimériques
que l'on s'acharne à détruire par des spéci-
fiques, qui le seront quand la nature en
offrira, et qui, dans presque tous les cas,
aggravent le mal, loin de le mitiger.

Dans ces cas embarrassans, si l'on s'atta-
chait à rechercher l'endroit enflammé, celui
qui produit les désordres dont on s'effraie, on
parviendrait, je n'en doute pas, à le décou-
vrir, car il en existe toujours un. En effet,
comment concevoir que l'économie souffre,
et que, malgré cela, elle soit entièrement
étrangère à l'inflammation? Rapportera-t-on
la douleur, qu'elle soit vive ou obtuse, lo-
cale ou générale, fixe ou vague, etc., à la faiblesse, au défaut de nutrition, au vice mor-
veux, farcineux, tuberculeux, cancéreux,

claveleux, etc., etc.? De telles hypothèses ne peuvent se soutenir.

S'il n'y avait que de la faiblesse, l'individu perdrait ses forces sans souffrir, et une nourriture saine, donnée en suffisante quantité, les lui ferait promptement recouvrer. Mais il souffre! Des alimens, quelque choisis qu'ils soient, ne changent rien à son état!... Il y a donc là quelque chose de plus qu'un affaiblissement! et ce quelque chose, c'est.... Quoi?..... une inflammation. La faiblesse, il est vrai, a pu en être la cause occasionnelle ; mais ce n'est plus elle qu'il importe de traiter ; on se méprendrait grossièrement si on le pensait ainsi ; c'est la maladie qu'elle a produite : avec cette attention, qu'il faut d'autant plus de ménagemens que l'animal est épuisé. Par exemple, un cheval a long-temps souffert de la faim, il en est résulté une irritation de l'estomac ; ce sont moins des alimens qu'il faut donner, que des boissons mucilagineuses, puis nutritives ; et successivement et progressivement arriver à la nourriture ordinaire.

Quant au défaut de nutrition, comme on l'entend ordinairement, il dépend d'une altération des organes assimilateurs qui ont cessé d'exécuter leurs fonctions avec intégrité. Or, cette altération n'est et ne peut être qu'une phlegmasie; car, s'il en était autrement, si, par exemple, c'était une atonie, il en serait ici comme dans le cas précédent, des substances nourrissantes suffiraient pour ramener la santé, et l'expérience prouve suffisamment le contraire.

Quant aux vices, aux virus, aux putridités, etc., qu'ils viennent du dehors, ou qu'ils naissent dans l'économie animale, s'ils existent, ils ne constituent pas par eux-mêmes des maladies; ils n'en sont que des causes. C'est ainsi que l'ichor charbonneux introduit dans une plaie, sous le tissu cutanée, etc., détermine une inflammation que l'on appelle charbonneuse; le principe de la gale, mis en rapport avec la peau d'un sujet sain et dans des conditions favorables, produit une phlegmasie cutanée, nommée gale, etc.

Je répète donc que l'inflammation, ou du moins l'irritation, qui en est le premier degré, existe chaque fois qu'un dérangement plus ou moins fort, plus ou moins visible se développe dans l'organisme, qu'importe sous quelle apparence; et que toutes les causes, sans distinction, produisent ce phénomène, et rien de plus.

Cependant des circonstances imposantes semblent faire exception à ces principes généraux qu'elles réduiraient à peu de choses, si elles étaient réelles, mais comme elles sont illusoires, et qu'elles n'ont pour tout résultat que de confirmer des erreurs, je dois entrer dans des détails à leur sujet.

Les premières objections peuvent être relatives aux causes, qui, en vertu de leur nature, agissent différemment pour arriver à une même fin.

Ainsi, les unes produisent directement l'inflammation (1) : ce sont les plus nombreuses, et souvent les moins connues. L'hygiène et la thérapeutique, telles sont les sources qui les fournissent. D'autres affaiblissent le corps, en partie ou en totalité, comme le manque de nourriture, les alimens trop peu substantiels, le froid, etc.; mais, ainsi que je l'ai dit plus haut, elles ne

------

(1) J'emploierai indifféremment les mots inflammation et irritation l'un pour l'autre. Si la distinction en devenait nécessaire, je la signalerais.

produisent cet effet que momentanément,
et si elles ne cessent d'agir, c'est l'état inflammatoire qu'elles déterminent. Enfin, il
en est qui donnent lieu d'abord à des désordres (telles que des plaies, des brûlures)
que l'inflammation ne tarde pas à accom-
pagner : ce sont les causes mécaniques et
chimiques.

Viennent ensuites les maladies, qui présentent tant de dissemblance dans leurs
symptômes, dans leurs marches, dans leurs
terminaisons, etc., que la réfutation d'une
essence unique et commune pour toutes,
paraît tout-à-fait naturelle.

En effet, quels rapports existe-t-il entre
la débilité, une plaie, un phlegmon, un
abcès, l'inflammation d'une muqueuse, une
hydropisie, des tubercules, etc., etc. ? N'est-
il pas permis de voir dans des différences
si frappantes, des affections variées qui n'ont
aucune analogie entre elles ?

Si l'on se bornait à un examen superficiel,
on appuierait pour l'affirmative ; mais en ob-
servant, en méditant les choses, on porte
bientôt un autre jugement, et l'exactitude
de mon opinion trouve la force qui sem-
blait pouvoir lui être contestée.

Toutes les causes maladives, ai-je dit, déterminent l'inflammation. Plusieurs font exception, je les ai signalées; et si quelque individu vient à succomber sous l'influence de l'une d'elles, comme d'une plaie avec hémorragie considérable, il meurt vraiment sans phlegmasie. Ce n'est point, à proprement parler, une maladie qui le tue, puisque la lésion, loin d'être permanente, ne dure qu'un instant; c'est un accident, c'est le début d'une maladie.

Ainsi, dès qu'une cause maladive quelconque a agi assez fortement sur un animal pour déranger une ou plusieurs de ses fonctions, qu'elle cesse ou qu'elle continue d'agir, elle a produit une inflammation.

Cette dernière parcourt différens périodes qui développent des phénomènes compliqués, et qui présentent une foule d'anomalies dans leurs terminaisons, selon qu'on la traite mal, trop tard ou pas du tout; qu'elle intéresse une partie indifférente ou essentielle à la vie du sujet; que la cause déterminante persiste ou ne persiste pas, etc., etc.

C'est ainsi que, suivant les cas, elle cesse entièrement pour faire place à une guérison complète : c'est la résolution; qu'elle disparaît en partie pour laisser après elle un engorgement plus ou moins considérable, plus ou moins sensible : c'est l'inflammation chronique ou passée à l'état d'induration ; qu'elle produit la mort de la partie où elle siége : c'est la gangrène ; qu'elle détermine la formation de pus, qui peut constituer des fistules, des abcès, ou compliquer des plaies : c'est la suppuration ; enfin elle produit des corps étrangers, nuisibles au jeu des organes, tels que de l'eau, des squirrhes, des tubercules, des calculs, des substances cartilagineuses, osseuses, etc. : de là les hydropisies, les cancers, les affections tuberculeuses, calculeuses, les dégénérescences cartilagineuses, osseuses, etc. Ces substances nouvelles, qui toutes sont des produits de l'inflammation, en sont autant de terminaisons particulières, qui, soit que la phlegmasie les accompagne ou cesse lors de leur développement, irritent par leur présence les tissus sains qui les avoisinent, les enflamment et les exposent aux mêmes altérations. Cette inflammation, qui succède à une autre, de même que celle qui naît par la sympathie des organes, est une inflammation secondaire ; n'est réputée primitive que celle qui suit immédiatement l'action de la cause accidentelle.

On conçoit, par ces données générales, que les affections non inflammatoires n'offrent ce caractère qu'instantanément ; qu'elles donnent lieu à des phlegmasies ; que celles-ci, qu'elles soient consécutives ou primitives, engendrent des maladies d'un autre genre, qui, à leur tour, déterminent promptement l'inflammation, et que, successivement, elles se reproduisent les unes les autres.

Enfin, le traitement des maladies forme une troisième série d'objections qui, je crois, ne sont pas les moins fortes ni les moins importantes. Je vais tâcher d'en faire sentir toute la valeur.

Quand une phlegmasie est développée, tous les moyens anti-phlogistiques doivent être mis en usage pour la combattre, et puisque dans tous les cas maladifs, il y a inflammation, c'est toujours le traitement affoiblissant, qu'il convient d'employer, avec les modifications qu'exige le degré de force de l'affection, la nature et les fonctions de la partie lésée, l'état du malade, etc. , toutes conditions indispensables pour obtenir le succès attendu.

Cependant l'observation démontre le contraire , et tous les jours , malgré l'usage abusif des toniques , des irritans les plus énergiques et même des poisons , on ne laisse pas d'obtenir des cures souvent inespérées. Mon opinion , par ce contraste de moyens différens amenant les mêmes résultats, pourrait paraître absurde, et les puissances chimériques sembleraient y trouver les preuves de leur existence. Il faut donc , pour détruire des préventions fallacieuses qui masquent la vérité , démontrer clairement qu'elles sont futiles ; quelques mots me suffiront pour cela.

Si une inflammation est aiguë, l'indication voulue est de mettre en œuvre les débilitans, l'expérience atteste leur efficacité dans cette occurrence, et des faits nombreux parlent trop en leur faveur, pour qu'on puisse révoquer en doute l'avantage qu'ils ont sur les autres moyens. Néanmoins, dans des circonstances toutes semblables, des agens perturbateurs , prescrits sans savoir pourquoi, ou par méprise, ont procuré la guérison, ou ne l'ont point empêchée. C'est ainsi que j'ai vu des pleurésies , des entérites , etc. , céder au vin

chaud sucré, à l'alcohol aqueux et autres substances équivalentes et même plus actives. La
pratique vétérinaire, d'ailleurs, n'est assez
généralement qu'un emploi constant et ef-
fréné de ces médicamens incendiaires, et
cependant, par leur usage, elle guérit quel-
quefois.

Dans ces cas, le praticien, au lieu de se
glorifier de la cure qu'il a obtenue, de-
vrait plutôt admirer l'immensité des res-
sources de la nature, qui sait parfois
triompher du mal qui l'opprime, et des
prétendus remèdes qu'on ne cesse de lui op-
poser? j'ai vu guérir des angines très-intenses
malgré l'action de mastigadours composés
de mie de pain, de chlorure de soude, et
d'assa-fœtida, que des maréchaux faisaient
placer dans la bouche du cheval; j'ai
été témoin d'ophtalmies aiguës qui dis-
paraissaient par l'insufflation, dans l'œil,
d'alun (sulfate acide d'alumine et de po-
tasse), de sucre candi, d'ardoise, etc., ré-
duits en poudre: on voit également tous les
jours l'inflammation de la muqueuse du pa-
lais (le lampas) cesser malgré l'application
du cautère actuel, etc., etc.

Toutes ces citations, que je pourrais multiplier à l'infini, démontrent clairement que la nature se suffit souvent à elle-même, et que, le plus souvent encore, elle agirait plus sûrement et plus promptement, si on ne la contrariait pas dans ses opérations.

Quoi qu'il en soit, il est pourtant vrai de dire, que la guérison de beaucoup de phlegmasies appartient à ces moyens actifs, et cela se conçoit facilement, lorsqu'on examine le degré de la maladie, son siége, le point de l'économie où la médication s'est opérée, etc. En effet, si l'inflammation est chronique, elle ne détermine dans la partie qui la recèle, qu'un travail lent et obscur, qui ne suffit pas à la nature pour guérir, et qui, au contraire, décompose peu à peu les tissus dans lesquels il s'exerce; et, en augmentant ce travail, par un remède quelconque qui en a la propriété (ce sont tous les excitans), on ramène l'inflammation à un état plus ou moins aigu, qui rend l'organe malade plus susceptible de curation, soit qu'on l'abandonne à lui-même, soit qu'on le traite d'une manière convenable: car, dès que l'inflammation, de chronique qu'elle était, est devenue aiguë, les moyens doivent changer; persister dans l'emploi

des stimulans, serait une manœuvre d'autant plus dangereuse qu'elle accélèrerait
la désorganisation de la partie affectée. En
conséquence, parvenu au résultat men-
tionné, il faut, ou ne rien faire du tout,
ou se servir des débilitans ou des adoucis-
sans.

Relativement au siége de la phlegmasie, il
est d'observation que, bien que celle-ci soit
aiguë, elle cède néanmoins aux excitans,
dans quelques circonstances, quand elle
occupe surtout certaines régions de l'appa-
reil de la locomotion. J'ai vu des coups portés sur les parties musculeuses des membres,
y déterminer des engorgemens considéra-
bles et très-douloureux, que des frictions
d'infusion de plantes aromatiques, d'eau-
de-vie camphrée ou d'autres spiritueux dis-
sipaient assez rapidement. J'ai fait la même
remarque pour les tendons fléchisseurs des
pieds. Dans des cas tout semblables, les sai-
gnées, les émolliens et la diète n'étaient pas
suivis d'effets si prompts. En conclura-t-on
que dans les observations que j'ai citées il
n'y avait point inflammation ? Un tel corol-
laire serait éminemment faux, puisque les
accidens étaient récens, et que les parties

frappées présentaient la tuméfaction , la douleur et la chaleur. La rougeur n'était point apercevable ; en général, chez nos animaux domestiques , il est impossible de saisir ce symptôme dans les régions que recouvre la peau , à cause de la couleur de cette dernière, et des poils dont elle est hérissée.

Que faut-il donc penser de ces moyens variés qui agissent en sens inverse du mode d'action qu'ils devraient exercer , eu égard à mon opinion ? Que les relâchans , en donnant plus de souplesse aux vaisseaux capillaires, au tissu cellulaire et aux fibres musculaires ou tendineuses, favorisent la dilatation des uns à l'afflux des liquides , et la distension et l'écartement des autres , à mesure du développement des premiers. De là la permanence, l'augmentation même de l'engorgement , tandis que la douleur et la chaleur diminuent. La douleur devient moindre, par cela seul que les tissus, rendus plus souples , cèdent davantage aux efforts des fluides , et , par cette raison , peuvent moins comprimer ou tirailler les nerfs, qui, comme eux aussi , ont sans doute acquis plus de flexibilité. Quant à la diminution de la chaleur, elle se conçoit sans peine, puisqu'indépendamment de l'évaporation d'une portion des topiques, qui enlève du calorique à la partie malade, on voit que le travail de celle-ci, par une suite naturelle du traitement, devient moins laborieux et moins actif.

Les irritans produisent des phénomènes entièrement opposés. Ils augmentent la contraction des tissus, provoquent leur resserrement, leur rapprochement réciproque, et par ce moyen ils s'opposent à l'abord des fluides surabondans qui y sont appelés, etc., etc.

Dans les masses charnues et tendineuses, qui offrent une grande résistance, les choses peuvent se passer ainsi ; mais les parties plus faibles, donnent des résultats différens et bien moins avantageux. Ceci a trait à mon expérience, et si je me suis permis des raisonnemens hypothétiques, c'était uniquement pour me faire mieux comprendre. En somme, les faits sont exacts : qu'on ne voie qu'eux, sans s'inquiéter pourquoi ils ont eu lieu de telle manière plutôt que de telle autre.

Quant à l'influence du traitement, selon que les remèdes énergiques ont été portés sur telle ou telle partie de l'économie, il n'est pas besoin de discourir longuement pour démontrer qu'elle est en raison directe de la situation de l'organe médicamenté par rapport à l'organe malade, et que dans tous les cas d'un mieux, c'est une dérivation qui s'est opérée. Il me suffira de rappeler quelques faits connus de tous les vétérinaires, pour convaincre les esprits sur ce point.

Quand le poumon est enflammé, l'emploi des stimulans dans le tube digestif (1), l'application des vésicatoires, des sinapismes, des sétons, etc., à la peau, déterminent une irritation sur les intestins et sur le derme, qui, selon son degré de force, peut diminuer plus ou moins la phlegmasie pulmonaire. Il en est de même pour l'inflammation du cerveau, du foie, des muscles ou de tout autre organe ou système. En thèse générale, irriter une région plus ou moins éloignée du lieu malade, c'est diminuer l'inflammation qui accable celui-ci, c'est produire une dérivation. Quand on n'y parvient pas, cela tient à

______

(1) J'entends ici par stimulans, tous les purgatifs, soit *laxatifs*, *cathartiques*, ou *drastiques*, que l'habitude a fait un devoir d'employer.

des circonstances qu'il n'est pas de mon objet d'approfondir ici.

Je ferai seulement remarquer que, lorsqu'on veut déterminer une dérivation, ce n'est point sur le système dont une portion est affectée, qu'il faut la tenter, parce que toutes les parties d'un même système sympathisant entre elles, dans des rapports directs et très-intimes, on s'exposerait à augmenter l'inflammation primitive, au lieu de la diminuer, etc., etc.

J'évite d'entrer dans de plus grandes explications, n'ayant l'intention de présenter que des idées générales susceptibles de toutes les modifications qu'on jugera nécessaire d'y apporter. On sent bien qu'en faisant connaître ma manière de penser, je n'ai pas la prétention de l'inculquer aux autres; mais seulement celle de la soumettre à leurs réflexions.

De l'Imprimerie de DEMONVILLE, rue Christine, n° 2.